LA VACCINATION CHARBONNEUSE

RÉPONSE DE M. PASTEUR

A UN MÉMOIRE DE M. KOCH

EXTRAIT DE LA *REVUE SCIENTIFIQUE*

du 20 janvier 1883

PARIS

GERMER BAILLIÈRE ET Cie, ÉDITEURS

108, BOULEVARD SAINT-GERMAIN, 108

1883

RÉPONSE DE M. PASTEUR

A UN MÉMOIRE DE M. KOCH

AVANT-PROPOS

Peu de temps après le congrès médical international de Londres, où j'avais fait connaître l'atténuation des virus, parut à Berlin le premier volume du recueil des travaux de *l'Office sanitaire impérial allemand.* Non seulement cette découverte de l'atténuation, mais toutes mes recherches antérieures sur les microbes des maladies étaient attaquées avec une étrange vivacité par le docteur Koch et deux de ses élèves. J'attendis pour répondre qu'une occasion favorable se présentât ; elle me fut offerte au mois de septembre 1882. Je me rendis à cette époque à Genève, au congrès international d'hygiène, avec l'espoir de rencontrer aux séances le docteur Koch. Mon attente ne fut pas trompée. En sa présence, et incidemment, je réfutai ses critiques ; mais il déclina toute discussion, alléguant qu'il répliquerait par la voie de la presse. Il mit trois mois à publier une petite brochure intitulée : *Sur la vaccination charbonneuse ; réponse au discours tenu à Genève par Pasteur,* par le docteur R. Koch, conseiller intime du gouvernement. Berlin, 1882.

Je l'ai entre les mains et je vais dire ce que j'en pense.

A MONSIEUR KOCH

CONSEILLER INTIME DU GOUVERNEMENT, A BERLIN

Paris, ce 25 décembre 1882.

Monsieur,

En 1881, vous avez attaqué mes travaux, à la hâte et à la légère, dans le premier volume du recueil de l'*Office sanitaire impérial allemand*. A Genève, le 5 septembre 1882, j'ai réfuté en passant vos erreurs. Il est fâcheux que vous vous soyez alors refusé à une discussion publique. Si différentes que soient les conditions d'un débat qui ne peut plus s'engager face à face et en présence de juges compétents, je les accepte cependant.

Je n'ai apporté, dites-vous, au congrès de Genève aucune nouveauté scientifique. Vraiment, monsieur! Une méthode générale d'atténuation des virus par une simple exposition à l'action de l'oxygène de l'air, la connaissance de nouveaux microbes, la recherche des conditions de leur atténuation, variables selon leurs propriétés respectives, tout cela n'a rien qui vous paraisse nouveau! Il est vrai que dans le recueil allemand que je citais tout à l'heure, vous avez laissé croire que l'atténuation des virus était une fable, l'effet probable de quelque adultération de mes cultures ou du dépôt d'un germe étranger sur l'aiguille servant à la vaccination.

Quelque habitué que je puisse être aux contradictions de toute sorte, j'avoue que j'ai été déconcerté en lisant dans votre brochure que :

Dans l'étude d'une maladie, je ne recherche pas les microbes, que je ne m'inquiète pas de savoir où ils sont, et que je laisse de côté, dans chaque cas particulier, la démonstration du caractère parasitaire.

Il faut vraiment avoir ces lignes sous les yeux pour se persuader qu'elles ont été écrites.

C'est ainsi, continuez-vous avec assurance, que Pasteur ne dit pas s'il a, dans la maladie désignée par lui, comme nouvelle maladie de la rage, exploré les organes de l'enfant qui a succombé à la rage et qui lui a servi de point de départ pour des expériences d'inoculation et avant tout, s'il a recherché microscopiquement dans les glandes sublinguales la présence du microbe spécifique.

Je retrouve ici, monsieur, un nouvel exemple du procédé de discussion qui vous a déjà servi en 1881 ; vous me prêtez des erreurs que je n'ai pas commises ; vous les combattez et vous en triomphez bruyamment. Où donc avez-vous lu un travail de moi relatif à une « nouvelle maladie de la rage » ? Sans doute dans quelque récit de seconde main.

Non, monsieur, je n'ai jamais affirmé avoir trouvé une nouvelle maladie de la rage. J'ai dit et je répète que j'ai trouvé une maladie nouvelle qui a été obtenue pour la première fois par la salive d'un enfant mort de la rage, que cette salive, ou plutôt le mucus buccal inoculé aux lapins, les a fait périr rapidement par la présence d'un microbe que personne n'avait signalé avant nous, car j'écris en mon nom et au nom de mes trois collaborateurs, MM. Chamberland, Roux et Thuillier. Cet organisme microscopique, je l'ai décrit; j'ai indiqué les lésions qu'il provoque; j'ai démontré que ce microbe, quoique pathogène pour les chiens et les lapins et quoique présent dans le mucus buccal des personnes qui meurent de la rage, n'a pourtant aucune relation quelconque avec l'étiologie de cette dernière maladie ; qu'enfin on le rencontre habituellement dans la bouche d'enfants morts de maladies communes et également dans la salive de personnes adultes en pleine santé. Voilà ce que j'ai dit, et ce qu'il était facile de vous rappeler. Vous continuez imperturbablement :

Pasteur, quand il essaya de transmettre la rage du cadavre de cet enfant aux animaux, employa, non pas le tissu même de la glande sublinguale, mais la salive ; or on sait que celle-ci contient un nombre incalculable de diverses bactéries, notamment, comme Vulpian et Sternberg l'ont montré, des bactéries pathogènes, même chez l'homme tout à fait sain. (Vulpian, *Bulletin de l'Académie de médecine*, 29 mars 1881, et Sternberg, *National Board of Health Bulletin*, 30 avril 1881.)

Vous ignorez donc, monsieur, que la salive rabique était la seule substance dans laquelle on eût constaté la présence du virus rabique et qu'aujourd'hui encore, on conteste la présence de ce virus dans les glandes ; ce n'est pas là toutefois ce que je veux relever. Je veux montrer simplement que vous possédez l'art de mêler les choses et de confondre les dates, que MM. Vulpian et Sternberg sont venus non pas devancer, mais confirmer la constatation de l'existence d'un microbe pathogène dans la salive de personnes en pleine santé. Il suffit de se reporter aux séances des 22 et 29 mars 1881 de l'Académie de médecine. Voici d'ailleurs comment s'est exprimé M. Vulpian, le 29 mars 1881 : « Je regrette de n'avoir pas été présent à l'Académie, lorsque M. Parrot a lu la lettre de M. Pasteur, insérée dans le dernier bulletin (1). J'aurais informé l'Académie que j'avais provoqué la mort assez rapide d'un lapin, en lui faisant subir une injection sous-cutanée de salive normale provenant d'adultes sains... Le sang du premier lapin et celui du second, examinés

(1) Lettre dans laquelle j'annonçais à l'Académie la présence dans la salive d'enfants morts de maladies communes et dans celle d'une personne adulte, en pleine santé, du microbe nouveau que j'avais découvert dans la salive d'enfants rabiques, et où je concluais que la maladie produite par ce microbe n'avait aucune relation avec la rage.

quelques heures après la mort, contenaient de nombreux microbes ; plusieurs d'entre eux, dans chaque préparation, offraient les caractères de ceux qui ont été trouvés par M. Pasteur dans le sang de lapins morts à la suite de l'inoculation de la salive provenant d'enfants morts d'hydrophobie rabique ou d'enfants morts de broncho-pneumonie. M. Pasteur avait eu la complaisance de me montrer ces microbes, et j'ai pu ainsi les reconnaître facilement. » Ai-je besoin d'ajouter que Sternberg, monsieur, d'après votre texte même, n'arrive que le troisième dans la constatation de l'existence de ce microbe ?

Préoccupé, comme vous l'êtes visiblement, d'enlever une part de nouveauté à la découverte du nouveau microbe de la salive et de la maladie qu'il détermine, vous affirmez gratuitement que cette maladie est identique à la septicémie des lapins de Davaine, ce qui est absolument inexact. Comme vous avez la prudence de ne donner aucune preuve de votre assertion, je n'ai pas à m'y arrêter.

Votre méthode générale d'argumentation se retrouve dans la manière dont vous présentez ce que j'ai dit d'un autre microbe également nouveau, celui que nous avons rencontré dans la matière écumeuse sortant des naseaux d'un cheval mort de l'affection appelée fièvre typhoïde du cheval.

Pourquoi me faites-vous dire qu'à Genève j'ai parlé de la découverte du microbe même de la fièvre typhoïde des chevaux? Tout au contraire, j'avais fait observer expressément que je laissais de côté la question de savoir si notre microbe, malgré son origine, avait une part quelconque dans la cause de cette affection. Vous savez très bien que ma communication à Genève avait pour objet principal de donner des exemples d'atténuation de virus par l'influence de l'oxygène de l'air, et que pour l'un de ces exemples, j'ai pris le microbe dont je viens d'indiquer l'origine. Vous affirmez, en outre, sans la moindre preuve, que ce quatrième microbe est encore identique avec le microbe pathogène de la salive. C'est une nouvelle erreur de votre part. Ces deux microbes diffèrent entre eux physiologiquement, autant qu'il est possible. Le jour où vous voudrez être édifié sur ce point et sur tous les points qui précèdent, je serai à votre disposition devant un congrès ou devant une commission dont vous pourrez même désigner les membres. Si vous acceptez ma proposition, vous ne maintiendrez peut-être pas le ton d'assurance que reflètent les termes que j'extrais de votre brochure même :

..... Tout cela fut négligé (il s'agit du quatrième microbe précédent) et un hasard malin voulut que, ici encore, on trouva le fatal microbe en 8 qui tue les lapins en vingt-quatre heures environ. Qu'il s'agisse encore ici de la même septicémie du lapin que déjà Davaine avait décrite et qui est identique à la maladie nouvelle (de la rage) de Pasteur, c'est ce qui ne saurait faire l'ombre d'un doute pour quiconque se connaît en inoculation sur les animaux..... Même en admettant que l'inoculation du mucus du cheval provoque chez le lapin une variété non encore observée d'infection expérimentale, je considérerais cette découverte comme d'ordre tellement secondaire que je ne la jugerais pas devoir être communiquée à un congrès international comme une chose importante.

Ce beau dédain, monsieur, pour ces pauvres microbes en forme de 8 fait sans doute partie de votre méthode d'exploration des maladies qui offre avec la mienne, dites-vous, une différence radicale. Il est regrettable qu'elle vous porte à laisser de côté ce que les autres estiment digne des plus sérieuses études et permettez-moi de penser que, avec plus d'attention pour les petites choses, vous auriez peut-être mieux suivi les détails de ma première note du 28 février 1881, au sujet de l'atténuation du virus charbonneux; vous vous seriez en outre épargné cette erreur de croire qu'à 43° le *bacillus anthracis* donne des spores, et qu'en conséquence le principe même de la méthode de l'atténuation de ce bacille est controuvé.

Vous revenez, monsieur, sur l'expérience de l'inoculation du charbon aux poules par le seul fait d'un refroidissement des sujets. Cette expérience mérite bien, en effet, toute votre attention ; car elle a été jugée jusqu'à présent comme l'une des expériences remarquables de la physiologie. En 1881, dans le recueil de l'*Office sanitaire allemand,* vous avez douté de son exactitude. Plus réservé aujourd'hui, vous l'acceptez comme vraie. Je vous sais gré de ce nouveau changement d'opinion. Toutefois, vous n'acceptez pas l'interprétation que j'ai donnée de ses résultats. Le moyen de maintenir les ailes des poules et de fixer celles-ci sur une planchette n'a pas votre approbation; vous concluez, ce qui est peu logique, de ce qui se passerait chez certains oiseaux, aux poules elles-mêmes; enfin, vous prétendez encore que, dans les conditions normales, les poules prennent le charbon dans la proportion de 33 pour 100.

Les poules allemandes y mettent peut-être plus de complaisance que les poules françaises. Quant à moi, je n'ai jamais pu donner le charbon à des poules non refroidies, qu'elles soient ou non fixées sur des planchettes.

Comme les poules refroidies prennent le charbon et que, au moment où elles sont déjà envahies par le *bacillus anthracis,* il suffit de les réchauffer pour que le *bacillus* disparaisse, en même temps que les poules reprennent peu à peu leur santé, je considère que ce sont là des preuves suffisantes pour conclure à un simple effet de température.

Il serait à désirer même que tous les faits physiologiques fussent établis sur des preuves aussi solides. Il serait à désirer surtout que vous eussiez de votre interprétation, à vous, un appui expérimental aussi sérieux. Mais vous vous contentez d'une interprétation toute de fantaisie en déclarant que vous avez jugé inutile de contrôler les faits.

L'histoire des études anciennes et récentes relatives à l'affection charbonneuse, à son étiologie, à l'application de la vaccination nouvelle des animaux, toutes questions qui paraissent vous intéresser plus particulièrement, va mettre plus encore en évidence les faiblesses de votre polémique.

Votre premier travail porte sur le *charbon* ou *milzbrand ;* il a été publié, ainsi que vous le rappelez vous-même, en 1876. Voici comment j'en ai parlé, le 30 avril 1877, devant l'Académie de sciences :

« Dans un mémoire remarquable, le docteur Koch a constaté que les petits corps filiformes découverts par M. Davaine peuvent passer à l'état de corpuscules brillants après s'être reproduits par scission, puis se résorber..... » Et plus bas j'ajoutais : « On doit penser que ces corpuscules peuvent survivre d'une année à l'autre sans périr, prêts à propager le mal; c'est l'opinion du docteur Koch. »

Vous voyez, monsieur, que l'un des premiers j'ai reconnu le mérite de votre travail sur les spores du *bacillus anthracis* et l'utilité de la connaissance de ces spores pour l'étiologie du charbon. Toutefois, si vous voulez bien vous reporter au premier volume de mes Études sur la maladie des vers à soie, vous y verrez pages 168, 228 et 256, que la priorité de la découverte de la formation des spores dans un bacillus pathogène m'appartient, que j'ai décrit et figuré ce bacillus, que j'ai indiqué la formation des spores ainsi que la résolution de la matière environnante des filaments, que j'ai enfin démontré que ces spores ou kystes pouvaient se régénérer plusieurs années après leur formation.

Pourquoi, monsieur, avez-vous caché tout cela aux lecteurs de votre premier mémoire? Direz-vous que vous ignoriez l'existence de mon ouvrage sur la maladie des vers à soie, qui a paru en 1869-70 ? Votre assertion serait sans portée; car, en fait de science, nul n'est censé ignorer une découverte; mais depuis 1877, que d'occasions n'avez-vous pas eues de revenir sur ces faits! Vous vous êtes obstiné à n'en point parler, afin de ne pas avoir à reconnaître que votre étude sur le bacille du charbon devait être considérée, malgré son mérite propre, comme une application nouvelle de principes antérieurs que j'avais établis.

En résumé, ce n'est pas vous, monsieur, qui avez trouvé le mode de génération des bacilles et vibrions par spores; ce n'est pas vous qui avez signalé leur curieux mode de formation ; ce n'est pas vous qui avez reconnu leur conservation à l'état de poussière et la longue durée de leur vitalité. La précision avec laquelle j'ai décrit et figuré la formation de ces kystes, corpuscules-germes, spores, est telle que vous auriez pu vous borner à un décalque de la planche qui la représente à la page 228 de mon ouvrage, pour l'introduire dans votre mémoire de 1876, et la faire servir à ce que vous avez dit du *bacillus anthracis*.

L'opinion que les spores du bacille du charbon peuvent propager le mal charbonneux d'une année à l'autre, de même que les spores du bacille de la flacherie des vers à soie peuvent produire cette maladie les années suivantes, suffirait-elle à nous donner l'étiologie complète et vraie du charbon? Personne ne saurait le soutenir. La connaissance de cette étiologie ne date que de la découverte du rôle des vers de terre.

Voilà ce qu'il est nécessaire de vous rappeler, monsieur. Il est vrai que cette découverte sur le rôle des vers de terre ne mérite pas, à vos yeux, la peine qu'on s'y arrête, et, dans le *Recueil de l'Office sanitaire allemand*, vous souriez à la pensée qu'elle ait pu attirer l'attention même de vos compatriotes. Vous avez tort, monsieur. Vous vous préparez encore le mécompte d'un changement d'opinion. C'est ainsi qu'aujourd'hui, après avoir rejeté le grand fait de l'atténuation des virus, vous êtes contraint de l'accepter et d'en faire l'éloge. Vous reviendrez au rôle des vers de terre.

La revue rétrospective à laquelle vous m'obligez n'est pas terminée. Je demande pardon au lecteur de faire un historique où les travaux qui me sont personnels tiennent beaucoup de place; mais vous semblez, monsieur, ignorer ou méconnaître l'enchaînement des faits. Il y a dans votre brochure une foule de passages où « l'impertinence de l'erreur », ainsi que s'exprime Pascal, est vraiment trop grande.

Depuis les temps les plus reculés, tous les hommes, et plus particulièrement ceux qui s'adonnaient à la pratique de la médecine, ont rapproché deux phénomènes naturels de capitale importance : la maladie ou la fièvre et la fermentation. La pâte de farine et le moût de raisin qui, spontanément, se soulèvent et s'échauffent, rappellent à tout esprit observateur ce mouvement d'accélération du pouls qui s'accompagne d'une élévation de température et qui change l'état de toutes les humeurs du corps.

Aux diverses époques de l'histoire des sciences et de quelque obscurité que fût couverte la connaissance de ces grands phénomènes, on a été porté à croire que le mystère qui les enveloppe est de même nature. C'est ce que le célèbre professeur Tyndall, dans une de ses brillantes leçons de l'Institution royale de Londres, exprimait naguère, en citant ces profondes paroles du physicien Boyle : « Celui qui pourra sonder jusqu'au fond la nature des ferments et des fermentations sera sans doute beaucoup plus capable qu'un autre de donner une juste explication des divers phénomènes morbides (aussi bien des fièvres que des autres affections), phénomènes qui ne seront peut-être jamais bien compris sans une connaissance approfondie de la théorie des fermentations. »

Aussi vit-on, à toutes les époques, les théories médicales et plus particulièrement celles qui concernent l'étiologie des maladies contagieuses, subir en quelque sorte le contre-coup des explications imaginées pour rendre compte du phénomène de la fermentation. Lorsque j'entrepris, en 1856, mes premières études, la doctrine de Liebig était en pleine faveur. Les ferments, disait Liebig, sont toutes ces matières azotées, albumine, fibrine, caséine..., ou les liquides organiques qui les renferment, le lait, le sang, l'urine..., dans l'état d'altération qu'elles éprouvent au contact de l'air.

Ce mouvement d'altération, elles peuvent le communiquer aux matières fermentescibles qui se résolvent alors en produits nouveaux.

Sous la pression des idées ardemment et habilement défendues par le savant chimiste, au sujet de la nature des ferments, les virus et les processus des maladies furent également considérés comme des résultantes de mouvements intestins de substances en voie d'altération, pouvant se communiquer aux diverses matières de l'être vivant.

La spontanéité était invoquée dans l'origine et la marche des maladies, comme dans celles des fermentation.s Pendant vingt années, tous les travaux que je communiquai à l'Académie des sciences concoururent, directement ou indirectement, à démontrer l'inexactitude des opinions de Liebig. Je fis voir, en premier lieu, que dans les fermentations proprement dites on trouve, d'une manière nécessaire, des microbes spéciaux et que là où l'on ne croyait avoir affaire qu'à des matières mortes, en voie d'altération, la vie apparaît, corrélative de la fermentation. Je constituai, d'autre part, des milieux fermentescibles dans lesquels il n'existait que trois sortes de substances : la matière pouvant fermenter, des sels minéraux, en troisième lieu, les germes du microbe-ferment. Corrélativement à la multiplication de ce dernier, la fermentation s'établissait et s'achevait. Toute matière albuminoïde étant ainsi écartée au début de la fermentation, la doctrine de Liebig s'effondra et les phénomènes des fermentations se présentèrent comme de simples actes chimiques de décomposition en relation avec la nutrition et le développement de microbes qui empruntaient aux substances environnantes, minérales et fermentescibles les éléments de leurs propres tissus.

Permettez-moi, monsieur, une courte digression. Quand je me reporte, comme je le fais en ce moment, aux études qui m'ont occupé de 1856 à 1876, long espace de vie pendant lequel vous n'étiez pas né à la science, puisque votre premier travail date de 1876, et où mon unique préoccupation était d'isoler et de faire vivre des microbes à l'état de pureté, dans des milieux appropriés, n'est-il pas plaisant, en vérité, que vous ayez la légèreté de m'accuser de ne point savoir faire des cultures pures !

Vous n'avez donc pas lu, monsieur, entre autres choses, dans les *Comptes rendus de l'Académie des sciences*, cette sorte de défi que j'ai porté, en 1871, à votre éminent compatriote Liebig, au sujet de la grande inexactitude de sa théorie de la fermentation ? Vous n'avez donc pas lu que, s'il eût accepté de soumettre le débat à une commission dont je lui laissais le choix des membres, j'étais en mesure de présenter à celle-ci des fermentations complètes de poids très élevés de sucre candi pur, à l'aide d'une levure uniquement formée et nourrie dans un milieu minéral sucré, circonstance qui exigeait de la manière la plus absolue que la levure eût poussé à l'état de pureté irréprochable, au contact d'un air pur ?

Mais pourquoi m'arrêter à vos puériles assertions sur le point dont je parle ? Je passe et je reprends mon récit.

La médecine humaine et la médecine vétérinaire s'emparèrent bientôt de la lumière que leur apportèrent les résultats de mes travaux. On s'empressa notamment de rechercher si les virus et les contages ne seraient pas des êtres microscopiques vivants.

Le docteur Davaine (1863) s'efforça de mettre en évidence les fonctions réelles de la bactéridie du charbon ; le docteur Chauveau (1868) établit que la virulence était due aux particules solides antérieurement aperçues dans les virus ; le docteur Obermeier (1868) signala le spirille de la fièvre récurrente ; le docteur Klebs (1872) attribua les virus traumatiques à des organismes microscopiques.

La preuve la plus frappante de l'influence que mes travaux sur les fermentations eurent dans la naissance et le développement du mouvement auquel nous assistons touchant l'étiologie des maladies nous est donnée par une circonstance particulière qui concerne l'histoire de l'affection charbonneuse.

Au mois d'août 1850, M. le docteur Rayer, rendant compte des recherches qu'il avait faites, en collaboration avec M. le docteur Davaine, sur la contagion de la maladie appelée charbon ou sang de rate, s'exprime ainsi :

« Il y avait, en outre, dans le sang, de petits corps filiformes ayant environ le double en longueur du globule sanguin. Ces petits corps n'offraient point de mouvement spontané. » (*Bulletin de la Société de biologie de Paris pour* 1850.)

Telle est la date véritable de la première observation sur la présence des corps bactériformes dans la maladie charbonneuse.

Pendant treize années, Rayer et Davaine ne donnèrent aucune autre attention quelconque à ces petits filaments du sang des cadavres morts du charbon. Mais Davaine nous a appris qu'il revint en 1863 sur le rôle possible de ces éléments du sang, à la suite des réflexions que lui avait suggérées la lecture de ma communication de 1861, à l'Académie des sciences, sur la fermentation butyrique. J'avais annoncé à l'Académie que le ferment de cette fermentation, loin d'être une matière albuminoïde en voie de décomposition spontanée, comme le voulait la théorie de Liebig, était formé par des vibrions mobiles anaérobies. Davaine, frappé de la grande ressemblance de ce microbe-ferment nouveau avec les corps filiformes du sang charbonneux, se demanda si ces derniers ne seraient pas en quelque sorte le ferment de la maladie qu'il avait étudiée autrefois avec le docteur Rayer. Il faut dire, en outre, que, dans cette même année 1863, je venais de démontrer le fait si décisif que, dans l'état de santé, le corps des animaux est fermé à toute introduction de germes extérieurs, que le sang et l'urine sont des liquides tellement exempts de germes de microbes de toute sorte qu'on peut les exposer au contact de l'air, quand celui-ci est privé des germes qu'il porte naturellement en suspension, sans jamais provoquer, à toute température de l'atmosphère, la putréfaction de ces liquides naturels et leur envahissement par des êtres microscopiques.

Peu de temps après les recherches de Davaine parurent les premiers travaux de MM. Coze et Feltz. Ces habiles et courageux expérimentateurs placent le point de départ de leurs études dans la lecture de mon mémoire sur la putréfaction.

En Allemagne, on ne se méprit pas davantage sur la nécessité de modifier profondément les idées régnantes sur l'étiologie de beaucoup de maladies en les mettant en harmonie, comme Davaine venait de le tenter pour le charbon, avec les vues que suggéraient les résultats de ces recherches sur les microbes-ferments. Je n'en citerai qu'un exemple : au commencement de l'année 1864, un nouveau journal, le *Berliner Klinische Wochenschrift,* parut à Berlin. On trouve dans son deuxième numéro une leçon clinique du savant professeur docteur Traube, dans laquelle il expose une doctrine nouvelle sur la fermentation ammoniacale de l'urine. Après avoir donné l'observation de son malade, il fait les réflexions suivantes :

« Pendant longtemps, dit-il, on a regardé le mucus vésical comme l'agent de la décomposition alcaline de l'urine. On croyait que, par suite de la distension résultant de la rétention du liquide, la vessie irritée produisait une quantité plus grande de mucus, et ce mucus était pris pour le ferment qui amenait la décomposition de l'urée, en vertu d'une force chimique propre. Cette opinion (opinion de Liebig) ne peut tenir devant les recherches de M. Pasteur. Cet observateur a démontré de la façon la plus péremptoire que la fermentation alcaline, comme l'alcoolique, comme l'acétique, est produite par des êtres vivants, dont la préexistence dans la liqueur fermentescible est la condition *sine qua non* du processus. Le fait précédent offre une démonstration remarquable de la doctrine de Pasteur. Malgré la longue durée de la rétention d'urine, la fermentation alcaline de l'urine n'a point été produite par une sécrétion exagérée de mucus vésical ou de pus; elle ne s'est développée qu'à partir du moment où des germes de vibrions sont parvenus du dehors dans la vessie..... »

On voit bien ici en opposition les deux doctrines, celle de Liebig et la mienne, sur la fermentation et leur influence réciproque et comparée dans l'étiologie d'une des plus graves maladies de la vessie, et que, dès 1864, la signification de mes recherches sur les microbes-ferments, en Allemagne comme en France, n'était douteuse pour personne.

En Angleterre, dès 1865, le docteur Lister commença la brillante série de ses succès en chirurgie par l'application de sa méthode antiseptique, universellement adoptée aujourd'hui. La lettre qu'il m'écrivit au mois de février 1874 et qui fait tant d'honneur à sa sincérité et à sa modestie est le témoignage vivant de l'opinion que je soutiens en ce moment. Je prends la liberté d'en reproduire quelques lignes :

J'aime à croire que vous pourrez lire avec quelque intérêt ce que j'ai écrit sur un organisme que vous avez le premier étudié dans votre mémoire sur la fermentation lactique (1857).

J'ignore si les annales de la chirurgie britannique ont jamais passé sous vos yeux. Dans le cas où vous les auriez lues, vous avez dû y trouver, de temps à autre, des nouvelles du système antiseptique que, depuis ces neuf dernières années, je tâche d'amener à la perfection.

Permettez-moi de saisir cette occasion de vous adresser mes plus cordiaux remerciements pour m'avoir, par vos brillantes recherches, démontré la vérité de la théorie des germes de putréfaction et m'avoir ainsi donné le seul principe qui pût mener à bonne fin le système antiseptique.....

En 1864 et en 1865, je démontrais que toutes les maladies des vins et des boissons fermentées en général étaient produites par des microbes que des températures bien inférieures à 100° peuvent facilement détruire, ce qui permet la conservation ultérieure de ces boissons. Enfin, je commençais mes recherches sur les maladies du ver à soie, maladies que je prouvai être également la conséquence de l'action d'êtres microscopiques divers.

Tout le récit qui précède, monsieur, vous permettra peut-être de comprendre que si je ne suis ni médecin ni vétérinaire, comme vous aimez à le rappeler, on s'accorde cependant, en Angleterre et en Allemagne comme en France, à reconnaître la grande part d'initiative que j'ai eue dans les doctrines étiologiques actuelles.

Vous, monsieur, qui êtes entré dans la science, en 1876 seulement, après tous les grands noms que je viens de citer, vous pouvez avouer sans déroger que vous êtes un débiteur de la science française.

Bien que je ne me fusse jamais livré à des études se rapprochant des travaux habituels de l'Académie de médecine, j'eus l'honneur d'être nommé, en 1874, à une place vacante dans la classe des associés libres de cette Académie. J'eus à soutenir tout de suite de vives discussions. Elles mirent en évidence l'opposition aux idées nouvelles, et que la doctrine de la spontanéité en pathologie comptait toujours de nombreux partisans. C'est ce que je rappelai dans la note présentée à cette Académie et à l'Académie des sciences, le 30 avril 1877, en collaboration avec M. Joubert, au sujet de la fièvre charbonneuse : « Un critique judicieux, disais-je, rendant compte au commencement de l'année 1877 d'une nouvelle édition d'un traité de microscopie, s'exprime ainsi :

« On a remanié ce qui a trait aux maladies parasitaires et principalement au rôle des infusoires, vibrions et bactéries. Les auteurs de ce traité estiment que l'on a singulièrement abusé de l'existence et du rôle de ces êtres animés et que jamais ils ne devront être considérés comme donnant naissance aux maladies infectieuses. C'est tout au plus si leur développement peut imprimer à l'évolution d'une maladie de ce genre un caractère spécial et si l'on est en droit de les considérer comme les agents de certaines complications de ces maladies. Ces idées sont conformes à celles que M. Paul Bert a récemment exprimées. »

En effet, M. Paul Bert venait d'annoncer à la Société de biologie, dans sa séance du 13 janvier 1877, « qu'il était possible de faire périr le *bacillus anthracis* dans la goutte de sang par l'oxygène comprimé, d'inoculer ce qui reste et de reproduire la maladie et la mort sans que la bactéridie se montre. Il ajoutait : les bactéridies ne sont donc ni la cause ni l'effet nécessaire de la maladie charbonneuse. Celle-ci est due à un virus. »

Ces faits et ces conclusions ont été produits, monsieur, postérieurement à votre premier travail de 1876 qui, vous le voyez, n'avait rien de péremptoire. Il vous eût été impossible de réfuter les résultats des expériences de M. Paul Bert.

C'est alors que je résolus d'entrer pleinement dans l'étude de cette maladie charbonneuse qui, par les nombreuses recherches auxquelles elle avait donné lieu, servait comme de point de mire dans toutes les discussions. Frappé d'hémiplégie à la fin de l'année 1868, privé depuis cette époque de l'usage de la main gauche, j'avais besoin d'un collaborateur dévoué que je trouvai dans la personne d'un ancien élève de l'École normale supérieure, M. Joubert, professeur de physique très distingué du collège Rollin.

Qu'avions-nous à faire, M. Joubert et moi, pour résoudre la question de savoir si la maladie charbonneuse doit être attribuée à une substance solide ou liquide associée aux filaments découverts par Davaine, ou si elle dépend exclusivement de la présence et de la vie de ces filaments? Il suffisait d'appliquer les méthodes qui, depuis vingt ans, me servaient dans l'étude des microbes ferments. — Voulais-je démontrer, par exemple, que le microbe-ferment de la fermentation butyrique est l'agent même de la décomposition, je préparais un liquide artificiel mêlé à la matière fermentescible, où je faisais développer le microbe à l'état de pureté. Ce microbe ensemencé dans un autre liquide artificiel, semblable au premier, s'y multipliait et provoquait de nouveau une fermentation identique et ainsi de suite indéfiniment. Il fallait donc isoler le microbe du sang charbonneux, le cultiver à l'état de pureté parfaite dans des liquides inertes et revenir alors à la recherche de son action sur les animaux. C'est cette méthode que nous appliquâmes avec les variantes nécessitées par l'objet de la recherche. C'est cette méthode que chacun s'efforçait de suivre et qui avait été déjà mise en pratique par quelques observateurs. Bientôt, par la note que je lus à l'Académie des sciences, le 30 avril 1877, il fut démontré, cette fois sans réplique, que la bactéridie découverte par Davaine en 1850 était réellement l'agent unique de la maladie. Après quelques expériences de contrôle, M. Paul Bert s'empressa de se ranger à cette opinion devant la Société de biologie de Paris, avec une loyauté toute française. — Aujourd'hui, lorsque je repasse dans mon esprit toutes les preuves qui ont été produites pour démontrer que la bactéridie est bien la cause unique du charbon, une seule de ces preuves peut-être ne laisse place au moindre doute. C'est celle qui résulte d'une expérience que nous avons faite dans les caves de l'Observatoire. Elle a consisté à abandonner à la température constante de ces caves pendant quelques jours dans un tube à essai un peu conique, suspendu verticalement, une culture d'ordre élevé du parasite charbonneux. Dans ces conditions, les filaments et les spores de ce parasite tombent peu à peu au fond du liquide qu'on a eu soin de choisir d'une limpidité irréprochable. On inocula ensuite simultanément le liquide des couches supérieures, par comparaison avec celui des couches profondes, et il fut constaté que le premier était inoffensif, que le second donnait la mort par le charbon. La filtration elle-même du sang charbonneux ou d'un liquide de culture, sur du plâtre ou sur de la porcelaine, laisse à désirer comme preuve, parce qu'on peut objecter que la matière du filtre est propre à retenir une substance dissoute dans laquelle on supposerait que réside la nocuité du sang ou de la culture. M. Vulpian m'apprenait dernièrement qu'il avait fait cette très intéressante observation que la filtration d'une solution de strychnine, assez chargée du poison pour donner la mort à des animaux, peut céder la strychnine à la matière d'un filtre de plâtre et rendre ainsi le liquide filtré inoffensif.

J'ai hâte d'aborder maintenant la discussion de l'atténuation du virus charbonneux et de l'immunité qu'elle est à même de conférer.

Je vous sais gré, monsieur, de constater que vous et vos élèves avez bien changé de conviction depuis la publication du *Recueil impérial sanitaire* de 1881. Loin de nier aujourd'hui le grand fait de l'atténuation des virus et en particulier du virus charbonneux, vous l'exaltez comme une conquête scientifique de première importance. Nous sommes complètement d'accord sur ce point. C'est bien vainement que vous essayez de reporter l'honneur de cette découverte à une personne qui n'a fait que suivre l'inspiration de mes premiers travaux.

Pourquoi donc, en 1881, prétendiez-vous que le principe même de la méthode d'atténuation du *bacillus anthracis* reposait sur une erreur ?

Au lieu de reconnaître que vous vous êtes trompé en affirmant qu'à 42°-43° le bacillus donne des spores, ce qui est, en effet, de tout point contraire au principe de la méthode, telle que je l'avais exposée, vous cherchez à vous excuser en assurant que ma note du 28 février 1881 donnait d'une manière incomplète le procédé d'atténuation du virus charbonneux. Ce qui est vrai, c'est que, quand vous vous êtes astreint à suivre les indications de cette note, pas à pas, sans y rien changer, vous avez réussi, comme le savant docteur Feltz et plusieurs autres, à atténuer le virus charbonneux et à obtenir des cultures dépourvues de spores à 42°-43°.

Mais si vous vantez aujourd'hui la valeur de la découverte de l'atténuation des virus sous le rapport scientifique, vous vous empressez de la condamner au point de vue pratique.

Je craindrais, monsieur, d'affaiblir vos critiques, en ne citant pas textuellement sur ce point le principal passage de votre brochure :

En France, dites-vous, le nombre des moutons vaccinés s'élevait, au commencement du mois de septembre, à 400 000, et celui des bêtes à cornes à 40 000. Les pertes occasionnées par les inoculations préventives étaient, suivant les estimations de Pasteur, de 3 pour 1000 pour les moutons, et de 0,5 pour 1000 pour les bêtes à cornes. Il va de soi que je ne mets nullement en doute l'exactitude de ces chiffres, mais il est nécessaire d'y ajouter un commentaire. Ces chiffres, en effet, ne nous apprennent absolument rien, si ce n'est qu'un nombre considérable d'animaux ont subi l'inoculation préventive sans inconvénient. Or ce qui nous importe, c'est de savoir si le but de l'inoculation préventive a été atteint, et si ces animaux ont réellement acquis l'immunité, sur quoi M. Pasteur ne nous apprend rien... Certes, rien ne procurerait plus rapidement à l'inoculation préventive une entière confiance, comme de pouvoir compter des milliers d'animaux notoirement préservés de cette maladie. C'est ce que M. Pasteur n'a pu faire jusqu'ici; au contraire, dans ces derniers temps, les plaintes relatives aux insuccès de l'inoculation préventive se sont accumulées, et les côtés faibles de cette pratique ont été mis de plus en plus en évidence.

Vous vous trompez étrangement, monsieur. J'ai reproduit, il y a quelques jours, devant l'Académie des sciences, des résultats qui répondent entièrement à vos préoccupations et qui sont bien faits pour vous rassurer. Ce n'est pas moi qui les ai recueillis, et j'espère qu'ils vous intéresseront à un double titre. Je reproduis textuellement ma communication du 18 décembre 1882 :

« Le département d'Eure-et-Loir est celui où l'affection charbonneuse ou *sang de rate* exerce le plus de ravages. Aussi ce département fut-il des plus empressés à se rendre compte des effets de la vaccination préventive contre le charbon. A peine le succès des expériences de Pouilly-le-Fort, dans Seine-et-Marne, avait-il été constaté, que des épreuves du même ordre étaient effectuées, avec la coopération de

M. Roux, aux portes de Chartres, à la ferme de Lambert. Préfet, membres du conseil général, médecins, vétérinaires, agriculteurs en suivirent les diverses phases avec le plus vif intérêt. Le succès ne fut pas moindre qu'à Pouilly-le-Fort. Dès lors, la prophylaxie nouvelle se répandit dans un grand nombre de fermes de la Beauce. Près de 80 000 moutons, 4000 à 5000 bœufs ou vaches, 500 chevaux ont été vaccinés dans Eure-et-Loir, en 1882, par les soins des vétérinaires du département.

« La Société vétérinaire et agricole de Chartres a mis un grand zèle à recueillir les résultats de cette première année relatifs à l'application de la nouvelle vaccination. Elle vient de les publier dans un rapport intéressant, lu à la séance du 29 octobre dernier par l'un de ses membres, M. Ernest Boutet, vétérinaire à Chartres.

« Je demande à l'Académie la permission de placer sous ses yeux les conclusions de ce rapport :

« Le résumé des vaccinations pratiquées dans le département d'Eure-et-Loir, dit M. Boutet, depuis les expériences de Pouilly-le-Fort et de Lambert, est très instructif.

« Le nombre des moutons vaccinés depuis un an s'élève à 79 392; sur ces troupeaux, la moyenne de la perte annuelle depuis dix ans était de 7237, soit 9,01 pour 100. Depuis la vaccination, il n'est mort du charbon que 518 animaux, soit 0,65 pour 100. Il faut faire observer que cette année, probablement à cause de la grande humidité, la mortalité ne s'est élevée en Eure-et-Loir qu'à 3 pour 100. Les pertes auraient donc dû être de 2382, au lieu de 518 après les vaccinations.

« Dans les troupeaux qui ont été vaccinés en partie, nous avons 2308 vaccinés et 1659 non vaccinés; la perte sur les premiers a été de 8, soit 0,4 pour 100; sur les seconds, la mortalité s'est élevée à 60, ou 3,9 pour 100. Nous ferons remarquer que dans ces troupeaux, pris dans différents cantons du département, les moutons vaccinés et non vaccinés sont soumis aux mêmes conditions de sol, de logement, de nourriture, de température, et que, par conséquent, ils ont subi des influences totalement identiques.

« Les vétérinaires d'Eure-et-Loir ont vacciné dans l'espèce bovine 4562 animaux. Sur ce nombre, on perdait annuellement

322 bêtes. Depuis la vaccination il n'est mort que 11 vaches. La mortalité annuelle, qui était de 7,03 pour 100, devient 0,24 pour 100.

« Des engorgements généralement peu graves étant survenus après la vaccination du cheval, et la mortalité du charbon, sur cette espèce, étant peu élevée, les vétérinaires n'ont pas cru prudent de faire cette vaccination sur une grande échelle. Il n'y eut que 524 chevaux vaccinés, dont 3 moururent entre les deux vaccinations.

« Ces résultats nous paraissent convaincants : en présence de tels chiffres, il n'est plus permis de douter de l'efficacité de la vaccination charbonneuse.

« Si nos cultivateurs beaucerons veulent comprendre leurs intérêts, les affections charbonneuses ne seront bientôt plus qu'un souvenir, parce que le charbon, le sang de rate et la pustule maligne ne sont jamais spontanés, et qu'en empêchant par la vaccination la mortalité de leur bétail, ils détruiront toutes causes de propagation du charbon, et, par conséquent, feront disparaître de la Beauce en quelques années cette redoutable affection.

« E. BOUTET, *rapporteur.* »

(Extrait de l'*Union agricole d'Eure-et-Loir*, numéro du 2 novembre 1882.)

Comme on le voit, cette statistique au sujet des vaccinations dans l'un de nos départements les plus éprouvés, portant sur plus de 85 000 animaux, est très satisfaisante. Notons bien, d'ailleurs, que cette statistique a été faite à la fin du mois d'octobre dernier, c'est-à-dire après les mois où sévit le plus le charbon spontané, ce qui permet de juger également la question de la durée de l'immunité à la suite de la vaccination.

L'un des passages du rapport de M. Boutet mérite une attention particulière. L'année qui se termine n'a pas été propice au développement de la fièvre charbonneuse. C'est un fait d'observation que les années humides sont moins meurtrières que les années chaudes et sèches. On pourrait donc penser que la moindre mortalité sur les troupeaux vaccinés peut tenir à cette circonstance. Outre que le résumé du rapport de la Société vétérinaire de Chartres va au-devant de cette objection, il faut observer que des propriétaires intelligents, afin de mieux juger des effets de la vaccination, ont eu la précaution, ainsi que nous l'apprend le rapport de M. Boutet, de faire vacciner partiellement leurs animaux. Or, dans ces troupeaux vaccinés en partie, on compte 2308 moutons vaccinés et 1659 non vaccinés, tous ces moutons ayant subi les mêmes conditions d'alimentation et d'actions atmosphériques, toujours mêlés les uns aux autres, à la bergerie comme au parcage. Eh bien, sur 2308 vaccinés, 8 moutons seulement sont morts, tandis que sur les 1659 non vaccinés, 60 sont morts, nombre qui aurait été porté à 83 s'il y avait eu 2308 non vaccinés au lieu de 1659 ; 83 non vaccinés morts contre 8 vaccinés : c'est une mortalité plus de dix fois plus grande dans les non vaccinés que dans les vaccinés.

Je dois ajouter, en terminant, que tout annonce que les vaccinations préventives seront plus efficaces encore dans l'avenir. N'oublions pas que nous sommes à la fin d'une première année d'application, que les vaccins nous sont déjà mieux connus, qu'on s'efforce de les améliorer tous les jours, et que les vétérinaires acquièrent une plus grande sûreté dans leur emploi.

C'est à ce point que, dans ces six dernières semaines, on a vacciné 13 000 moutons, 3500 bœufs, 20 chevaux, et qu'il n'y a pas eu, sur ce nombre total de 16 520 animaux, un seul accident.

Quant à l'efficacité de ces derniers vaccins, elle a été vérifiée dans le courant de novembre sur 12 moutons, qui, éprouvés par M. Chamberland, après la vaccination, à l'aide du virus virulent, n'ont pas eu un seul cas de mort. Au contraire, aucun des moutons témoins n'a résisté.

Pour les autres nombreux départements où la vaccination a été pratiquée, il n'a pas encore été fait de travail statistique d'ensemble, comme pour celui d'Eure-et-Loir ; mais une foule de lettres de vétérinaires m'informent que les résultats n'ont pas été moins satisfaisants. Dans le nombre, il y a des exemples saisissants par les preuves qu'ils offrent de la grande efficacité de la vaccination nouvelle, dans la comparaison qu'on a pu faire entre les mortalités des troupeaux où les animaux vaccinés et non vaccinés se trouvaient réunis et soumis aux mêmes influences.

Vous avouerez, monsieur, que le résumé de la Société vétérinaire de Chartres sur les vaccinations pratiquées dans le département d'Eure-et-Loir, et comprenant 85 000 animaux, répond à toutes vos insinuations. Je considère donc que ce serait peine perdue de vous suivre sur le terrain des appréciations que vous formulez au sujet des expériences de Kapuvar, en Hongrie ; de Packisch, en Allemagne ; de l'École vétérinaire de Turin, en Italie ; des fermes de Beauchery et de Montpottier, dans Seine-et-Marne, en France.

Que de partialité, monsieur, et quelles inexactitudes dans votre exposition ! Si dans les expériences de Packisch, des moutons vaccinés résistent en très grande majorité au virus virulent (22 sur 22 dans la première série, et 24 sur 25 dans la seconde), vous affirmez que le virus d'épreuve envoyé par moi devait être déjà affaibli. Or non seulement ce virus employé a tué tous les moutons témoins, ce qui a été le garant de sa virulence; mais il est relaté, en outre, expressément, dans le rapport de la commission de Berlin, que celle-ci a utilisé, contrairement à votre assertion, dans les deux séries d'épreuves, du sang pris sur des cadavres de moutons morts charbonneux. Vous affirmez, d'autre part, que les résultats sur les champs de Packisch, où on a conduit les animaux vaccinés, pour les comparer avec d'autres non vaccinés, sont très défavorables à la vaccination, tandis qu'il est constaté, notamment dans le dernier rapport de M. le docteur Müller, mdd esi suc éoembre 1882, que, jusqu'à présent, il est mort deux fois plus de moutons non vaccinés (8) que de moutons vaccinés (4), quoique le nombre des moutons vaccinés, ce que vous taisez, l'emporte d'un cinquième environ sur celui des non vaccinés. Attendons des nombres de morts plus élevés pour être mieux édifiés. Quant aux bœufs, vous faites remarquer qu'il est mort un vacciné, et également un non vacciné ; mais vous omettez de dire qu'il y avait vingt fois plus de bœufs vaccinés que de non vaccinés. Le rapport ne donne pas le nombre des bœufs non vaccinés : je tiens de M. Thuiller qu'ils étaient au nombre de 4, tandis qu'il y en avait 83 vaccinés.

Je n'ai pas sous les yeux les résultats de la comparaison des pertes des moutons vaccinés et non vaccinés à Kapuvar dans le domaine de M. le baron de Berg ; ce que je sais, c'est que M. de Berg, dans une lettre récente, demande du vaccin pour vacciner cinq mille moutons, preuve suffisante de l'utilité des résultats qu'il aura obtenus.

A l'École vétérinaire de Turin, une première expérience a totalement échoué ; mais il est avéré que le sang charbonneux qui a été inoculé, le 23 mars 1882, aux moutons vaccinés et non vaccinés provenait d'un mouton mort du charbon depuis plus de vingt-quatre heures. Or il résulte des faits constatés dans les expériences que nous avons faites en 1877, et qui ont été communiquées à l'Académie des sciences les 16 et 17 juillet de la même année, que le sang de ce mouton devait être à la fois charbonneux et septique. Je n'ignore pas que, tout récemment, l'École vétérinaire de Turin a publié et envoyé à beaucoup de savants, en Europe, une protestation contre l'interprétation que je donne ici, interprétation que j'ai déjà signalée dans la séance de la *Société centrale vétérinaire* de Paris, le 8 juin 1882. Je regrette vivement de me trouver en désaccord, sur ce point, avec l'École vétérinaire de Turin. Bien que six de ses membres aient signé la protestation dont je parle, le respect de la vérité m'oblige à maintenir mon affirmation. L'École de Turin, j'en suis persuadé, reconnaîtra ultérieurement sa méprise.

La seconde expérience que l'École de Turin a bien voulu faire à ma demande a eu un succès relatif que j'estime très grand, quoique, à l'inoculation virulente, il soit mort deux moutons vaccinés sur six, mais ni bœuf ni cheval, tandis que dans les non vaccinés, il est mort 4 moutons sur quatre, un bœuf sur deux et deux chevaux sur deux. Encore faudrait-il que M. Bassi, qui a dirigé cette seconde série d'expériences, nous eût dit quelle quantité de sang charbonneux il avait inoculée aux deux moutons vaccinés morts. A la ferme de Lambert, près de Chartres, en 1881, on a fait mourir également des moutons vaccinés en forçant volontairement la dose de la matière d'inoculation. Ces expériences ont été reprises avec le même résultat par M. Guillebeau à Berne.

Il semble, monsieur, que vous vous soyez attaché à donner, de la manière la plus erronée, les résultats des vaccinations de Beauchery et de Montpottier, dans Seine-et-Marne, dont la relation se trouve insérée au *bulletin* de la séance du 13 juillet 1882 de la *Société centrale de médecine vétérinaire* de Paris, relation faite par l'un de ses membres, M. Mathieu. Vous présentez ces résultats comme très opposés à l'utilité de la vaccination, tandis qu'en réalité ils sont tout à son honneur.

Vous citez 296 moutons vaccinés à Beauchery, en avril et mai 1882, qui, un mois après, perdaient quatre de leurs sujets et vous les comparez à 80 moutons non vaccinés qui, eux, n'ont perdu aucun des leurs, dans le même intervalle de temps. Mais ce que vous ne dites pas et ce qui se trouve tout à côté de ce précédent passage dans la relation de M. Mathieu, c'est que le troupeau des 80 moutons non vaccinés avait été extrait d'un autre qui comptait 140 moutons et qui avait perdu antérieurement 15 sujets. Ce que vous ne dites pas également, c'est que ce n'est pas 296 vaccinés qui étaient en comparaison avec les 80 non vaccinés, mais bien 672. Ce que vous ne dites pas surtout, c'est que les troupeaux dont il s'agit appartiennent à une ferme où sévit fortement le charbon. En effet, voici la première partie de l'observation relatée par M. Mathieu :

Dans le courant de juillet 1881, M. T. J., cultivateur à Beauchery (Seine-et-Marne), a perdu 60 bêtes de son troupeau.

En août, M. le professeur Nocard a vacciné chez lui 380 moutons ; 140 ont été laissés comme témoins sans être vaccinés. A la date du 15 janvier 1882, le lot des vaccinés (380) avait perdu quatre des siens. Le lot des non vaccinés (140) en avait perdu quinze. Ainsi plus de 10 pour 100 de perte chez les non vaccinés et 1 pour 100 seulement chez les vaccinés.

Quoi de plus probant en faveur de la vaccination ! Qu'y-a-t-il d'étonnant d'ailleurs que, dans une ferme aussi meurtrière, 4 moutons vaccinés sur un total de 672 meurent du sang de rate au mois de juin ? Tant de partialité, monsieur, dans vos appréciations n'aura-t-elle pas lieu de surprendre vos lecteurs ?

Pour la ferme de Montpottier, vous êtes plus inexact encore. Je me borne à signaler une seule de vos omissions dans le récit que vous empruntez à M. Mathieu ; c'est qu'il s'agit d'une ferme tellement décimée par le charbon, qu'en 1878, elle a perdu du sang de rate 250 moutons sur 250 et qu'elle était atteinte du charbon au moment de la vaccination.

Un autre passage de votre brochure m'a singulièrement surpris. Voici vos propres paroles :

L'immunité ne peut pas être produite pour toutes les espèces animales. Jusqu'ici, le procédé de Pasteur ne paraît applicable que pour les bêtes à cornes et les moutons.....

Lœffler a trouvé que des cochons d'Inde, des rats, des lapins et des souris ne peuvent acquérir l'immunité et ce fait a été confirmé par tous les expérimentateurs qui ont porté leur attention sur ce point. Gotti, de Bologne, a pratiqué l'inoculation sur six lapins, sans parler d'autres animaux ; après quoi, il les inocula avec du sang charbonneux ; tous ces lapins ont succombé au charbon. Les lapins inoculés par M. Guillebeau, à Berne, avec le vaccin de M. Pasteur ont également péri du charbon, après avoir été inoculés ultérieurement avec du sang charbonneux. Dans les expériences instituées sur des cobayes et des souris avec du virus vaccinal expédié de Paris, tous les animaux ont succombé au charbon.

A l'*Office sanitaire*, de nombreuses expériences ont été faites sur des lapins, des cobayes et des souris avec du virus charbonneux ayant subi différents degrés d'atténuation et finalement avec du virus vaccin fourni par M. Pasteur. Malgré tous les efforts, on n'a jamais réussi à conférer à aucun de ces animaux l'immunité contre le virus charbonneux non atténué.

Dans un autre passage de votre brochure, vous vous appuyez sur des expériences de même ordre faites en Angleterre par le Dr Klein et insérées au mois de septembre dernier dans le *British Medical Journal.*

Il est vraiment inconcevable que la pratique de la vaccination préventive soit attaquée au nom de toutes les expériences dont je viens de vous emprunter l'exposé, expériences aussi défectueuses dans leur principe que dans leurs conclusions. M'est-il donc jamais arrivé, monsieur, de conseiller la vaccination des lapins ou des cobayes avec des vaccins préparés pour les moutons et les bœufs?

Vous vous trompez d'ailleurs étrangement, lorsque vous affirmez que ces races de petits animaux ne peuvent être vaccinées contre le charbon virulent. La chose est facile et tout récemment encore, le Dr Feltz y est aisément parvenu, comme on peut le voir dans un compte rendu de l'Académie des sciences. Vous n'avez pas réussi dans vos expériences et voilà tout. Je serais tenté, si vous aviez pris dans toute cette discussion une autre attitude, de vous envoyer à Berlin des cobayes et des lapins vaccinés que vous ne pourriez faire périr de l'affection charbonneuse, afin de vous faire toucher du doigt le tort que vous avez de considérer toujours comme n'étant pas réalisable un fait que, par une insuffisance d'expérimentation, vous n'avez pu reproduire.

Le Dr Klein a commis la même faute. Avec le vaccin des moutons, il a inoculé des lapins et des cochons d'Inde. J'ai peine à comprendre également que le Dr Klein qui jouit, à juste titre, en Angleterre, d'une réputation d'expérimentateur de mérite, ait choisi, pour éprouver l'immunité de deux moutons vaccinés, un sang charbonneux qu'il avait commencé par maintenir 21 jours à 42°, sans paraître s'être inquiété de savoir ce qui était advenu à ce sang, si sa pureté s'était conservée, s'il n'avait pas donné asile à des microbes étrangers.

Vous attachez, monsieur, une grande importance aux expériences que vous avez faites en donnant à des moutons, vaccinés ou non, des repas rendus infectieux par des spores de bactéridies mêlées à leurs aliments.

Vous essayez de conclure de ces résultats que :

L'infection charbonneuse naturelle offre plus de danger pour les moutons que le charbon développé par voie d'inoculation.

Comment pouvez-vous soutenir une pareille hérésie ?

Vous auriez dû, en premier lieu, monsieur, rappeler que les expériences que vous relatez sont imitées de celles que j'avais faites en 1878, avec la collaboration de M. Chamberland, sur les champs de la ferme de Saint-Germain, près de Chartres; c'est avec de tels repas contaminés par des spores charbonneuses que nous avons communiqué la maladie et la mort; mais la proportion de la mortalité n'avait été que de 33 pour 100, tandis qu'elle est de 100 pour 100 par les inoculations directes. Vous auriez dû également rappeler que nous augmentions le chiffre de la mortalité quand des objets piquants, tels que des barbes d'orge coupées, étaient associés aux spores dans les aliments. Je vous accorde volontiers que des spores seules, même sans objets piquants, pourraient donner le charbon et le communiquer par la muqueuse intestinale aussi bien que par la muqueuse de la bouche et de l'arrière-gorge ; mais comment pouvez-vous raisonnablement déduire de vos expériences que sur les champs les conditions de la contagion soient plus dangereuses que celles du charbon directement inoculé? Comment ne voyez-vous pas qu'il est impossible de comparer les nombres des spores dans des repas contaminés, avec les nombres des spores que les animaux peuvent ingérer par les fourrages sur les champs ou dans les étables? Comment ne voyez-vous pas que la question de savoir si l'on peut tuer des moutons vaccinés par des repas infectés est tout à fait indépendante du jugement que l'on doit porter sur la pratique de la vaccination? Comment ne voyez-vous pas enfin qu'il est inutile de demander à la vaccination de faire des tours de force? N'en est-ce pas un déjà assez grand que celui qui consiste à éprouver l'immunité que confère la vaccination en montrant que la très grande majorité et souvent la totalité des animaux vaccinés résistent à l'inoculation virulente! Oseriez-vous tenter la même épreuve avec le vaccin de Jenner? Oseriez-vous, après avoir vacciné cent enfants, les inoculer par le virus de la variole noire? Un grand nombre mourrait peut-être de la variole, et cependant rejetteriez-vous la vaccine de Jenner comme le proposent follement quelques-uns? Eh bien! cette épreuve terrible est celle que dans la vaccination nouvelle nous avons faite à Pouilly-le-Fort, à Packisch, à Kapuvar et tant d'autres lieux.

En résumé, monsieur, laissant de côté l'inexactitude manifeste de vos citations et de vos jugements, j'estime qu'une seule chose est à retenir de votre brochure : c'est que vous êtes contraint, après l'avoir méconnue, de célébrer la découverte de l'atténuation des virus.

Au temps seul appartient un jugement sur les bienfaits qu'elle peut rendre à l'agriculture de tous les pays. Dès à présent, les résultats qu'elle a obtenus dans une première année d'application sont assez considérables pour que les critiques et les contradictions n'aient pu arrêter la progression de son développement.

Toutes violentes que soient vos attaques, monsieur, elles n'entraveront pas son succès. J'attends également avec confiance les conséquences que cette méthode de l'atténuation des virus tient en réserve pour aider l'humanité dans sa lutte contre les maladies qui l'assiègent.

Paris. — Typ. A. QUANTIN, rue Saint-Benoît, 7. [174]

www.ingramcontent.com/pod-product-compliance
Ingram Content Group UK Ltd.
Pitfield, Milton Keynes, MK11 3LW, UK
UKHW020222180726
13838UKWH00005B/2145

9 782329 339894